LETTRES

D'UN

MEDECIN DE MONTPELLIER,

A UN

MEDECIN

DE PARIS

Pour servir de réponse à la Critique du Traité de Chimie de M. Malouin.

Seconde Edition.

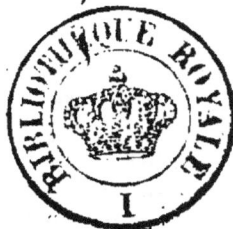

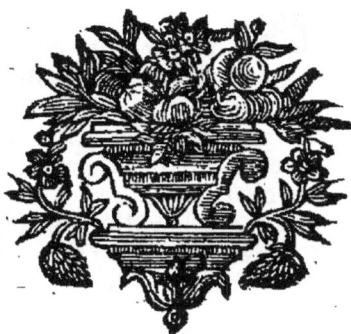

A PARIS.

Chez GUILLAUME CAVELIER, ruë
faint Jacques, près la fontaine S.
Severin au Lys d'or.

MDCCXXXV.

Avec Approbation & Privilege du Roy.

PRIVILEGE.

LOUIS PAR LA GRACE DE DIEU, ROY DE FRANCE ET DE NAVARRE, à nos amés, &c. notre bien aimé le sieur *** nous, ayant fait supplier de lui accorder nos Lettres de permission pour l'impression d'un petit Manuscrit, qui a pour titre *Lettres d'un Medecin de Montpellier à un Medecin de Paris, pour servir de réponse à la Critique du traité de Chimie du sieur Malouin Medecin*; offrant pour cet effet de le faire imprimer en bon papier & beaux caracteres suivant la feuille imprimée & attachée pour modelle sous le contrescel des présentes; Nous lui avons permis & permettons par ces présentes de faire imprimer ledit livre ci-dessus specifié conjointement ou séparément & autant de fois que bon lui semblera, & de le faire vendre & débiter partout notre Royaume pendant le tems de trois années consécutives, à compter du jour de ladite présente; Faisons défenses à tous Libraires Imprimeurs & autres personnes de quelque qualité & condition qu'elles soient d'en introduire d'impression étrangere dans aucun lieu de notre obéïssance, A la charge que ces présentes seront enregistrées tout au long sur le registre de la Communauté des Libraires & Imprimeurs de Paris dans trois mois de la date d'icelles, Que l'impression de ce livre sera faite dans notre Royaume, & non ailleurs; & que l'impétrant se conformera en tout aux Reglemens de la Librairie, notamment à celui du dixiéme Avril 1725, & qu'avant de l'exposer en vente, le Manuscrit ou imprimé qui aura servi de copie à l'impression dudit livre, sera remis dans le même état où l'Approbation y aura été donnée ès mains de notre très-cher & feal Chevalier, Garde des Sceaux de France le sieur Chauvelin; qu'il en sera ensuite remis deux exemplaires dans notre Bibliotheque Publique, un dans notre Château du Louvre, & un dans celle de notredit très cher & feal Chevalier Garde des Sceaux de France le sieur Chauvelin, le tout à peine de nullité des présentes. Du contenu desquelles vous mandons & enjoignons de faire jouir ledit Exposant ou ses ayans cause pleinement & paisiblement, sans souffrir qu'il leur soit fait aucun trouble ou empêchement; Voulons qu'à la copie desdites présentes qui sera imprimée tout au long au commencement ou à la fin dud. livre, foi soit ajoutée comme à l'original; Commandons, &c. Donné à Paris le 21. jour du mois de Mai l'an de grace mil sept cent trente cinq & de notre Regne le vingtiéme. Par le Roi en son Conseil, SAINSON.

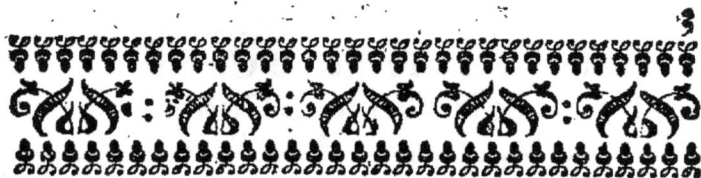

PREMIERE LETTRE.

ENtre les livres nouvellement imprimés que vous avez bien voulu m'envoyer, Monſieur, j'ai vû avec plaiſir le *Traité de Chimie* de *M. Malouin*, & j'en avois à peine fini la lecture qu'on m'en mit ſous les yeux la critique. Mais les moyens qu'on employe pour combattre l'Ouvrage ſe réduiſent preſque tous, quelquefois à ſéparer des mots que l'Auteur a liés, eſſayant ainſi de changer ſon langage, & lui prêtant des expreſſions étrangeres, pour pouvoir l'interpréter d'une maniere qui change & qui défigure ſes aſſertions & ſes penſées. D'autrefois au contraire, on y raproche des propoſitions & des phraſes qui dans le livre ſont éloignées les unes des autres, & qui n'ont aucun rapport enſemble.

C'eſt ainſi que le Critique cache l'Auteur & ſe montre pour lui en lui attribuant de fauſſes idées & des diſcours ridicules; ou bien en tirant des conſéquences non ſeulement abſurdes, mais encore ſi déplacées & ſi diffuſes qu'il ſemble avoir pris à tâche de ſacrifier le tems & le goût des Lecteurs, à ſon envie de donner une idée déſa-

vantageuſe du Traité de Chimie, Voici un
exemple de la fidelité du Critique : il avance que M. *Malouin* dit à l'occaſion des figures chimiques en général , que la raiſon
qui a introduit les figures en Chimie eſt *la*
même qui les a introduites en Géométrie
& en Algebre , &c. Ces paroles qui ne
ſont point de l'Auteur , bien loin de rendre le ſens de ce qu'il dit , y ſont directe-
ment oppoſées , en ſupprimant ainſi , *au*
reſte les figures , &c. Par cet *au reſte* M.
Malouin indique manifeſtement un uſage
particulier des figures en algebre , bien
différent de celui auquel on les employe
en Chimie.

Le Critique ne ſçait pas ſeulement prêter à l'Auteur des propoſitions qui expri-
ment des choſes différentes de ce qu'il pen-
ſe , il a auſſi l'art d'en ſupprimer pour af-
foiblir la force de ſes raiſonnemens , &
pour rendre vicieuſes les conſequences les
plus juſtes. Je me contente de vous en
marquer ici un trait. En réſumant les raiſonnemens de l'Auteur , qui prouvent que
les liqueurs contenues dans l'animal ſain
ne ſont point alkalines , le Critique ſupprime la propoſition par laquelle l'Auteur
dit que ces liqueurs nouvellement tirées de
l'animal , ou que l'urine & le ſang encore
chauds ne donnent aucune marque d'alkalicité. Le Critique après avoir rapporté d'a-

p. 1812.

p. 279.

bord le texte de l'Auteur en entier, se contente de répeter quelques unes des preuves que M. Malouin employe pour éclai-
cir la matiere, & il veut faire entendre que
c'eſt de ces preuves ſeulement que l'Auteur
tire ſa conſéquence, & dit *M. Malouin re-* *p.* 1818.
garde cette conſéquence d'une grande juſteſ-
ſe ! N'en déplaiſe au Critique, c'eſt une
conſéquence juſte de conclure que nos hu-
meurs ne ſont point alkalines, parcequ'on
n'y reconnoît aucune marque d'alkalicité.

Le Critique ne ſupprime pas ſeulement
une partie des preuves de l'Auteur, pour
faire perdre de vuë la juſteſſe des conſéquences, il change encore les conſéquences en principes, & en conſéquences les
principes. *Quoiqu'il en ſoit*, dit le Critique, *M. Malouin dit après d'autres Ecri-*
vains, que l'eau eſt fluide à cauſe de la pe-
titeſſe de ſes parties & de leur peu de liaiſon ;
il ajoute que les parties dont il s'agit, ſe tou-
chent par des ſurfaces d'autant plus petites,
que ces parties ſont plus petites elles-mêmes.

L'Auteur n'ajoute point que les parties
dont il s'agit, &c ; c'eſt au-contraire une
des raiſons qu'il établit d'abord, & de ces
raiſons il conclud que la fluidité de l'eau
conſiſte, &c.

Le Critique eſt abſolument décidé contre *M. Malouin*, tantôt il blame cet Auteur, parceque des Ecrivains ont penſé dif-

feremment de lui; tantôt il lui reproche d'a-
voir pensé comme les autres Auteurs, &
ces reproches si opposés se trouvent souvent dans les mêmes articles & sur les mêmes sujets. Je ne parlerai ici que d'un de
ces faits. M. *Malouin* ayant rapporté les
signes par lesquels on connoît les acides &
les alkalis, & ceux qui servent à les distin-
guer les uns des autres, le Critique lui en
fait un crime, parceque ces signes sont reconnus par d'autres Auteurs; & il le blâme dans le même tems de n'avoir pas re-
jetté ces signes, parceque quelques Ecrivains les rejettent. ——

L'Auteur a rapporté ces signes distinctifs des acides & des alkalis, parcequ'il
croit qu'ils servent à fixer les idées sur cette
matiere, & que les rejetter c'est mettre de
la confusion dans la Chimie.

Il est vrai que les mêmes signes se trouvent communs à quelques acides & à quelques alkalis, mais ils n'en sont pas moins
sûrement distinctifs, parceque les corps ne
sont acides ou alkalis que par rapport les
uns aux autres; en sorte qu'une matiere
qui est acide avec un corps, peut être al-
kaline comparée à un autre; c'est pourquoi
on voit des acides fermenter avec d'autres
acides, parceque ce qui est acide pour
quelques corps, est alors alkali pour d'autres, delà vient encore que les acides qui
fermentent ensemble, ne sont jamais à

tous égards d'une égale force, il ÿ en a
toujours un plus foible que l'autre, & qui
est alkali pour l'autre.

Le critique ne faisant pas réflexion que
le livre qu'il a entrepris de combattre, est
un traité d'opérations de Chimie, & non
pas une Histoire de la Chimie, reproche mal-
à-propos à M. *Malouin* de n'avoir pas rapporté le caractere des Auteurs de Chimie,
& le tems où ont été publiés leurs ouvra-
ges, & il avance dans le même endroit, *p.* 1810,
que *presque toutes les opérations chimiques*
qui se font aujourd'hui, se trouvent cer-
tainement dans les manuscrits grecs répan-
dus dans les fameuses Biblioteques. On peut
dire au-contraire que presque toutes les
opérations Chimiques qui se font aujour-
d'hui, étoient certainnement inconnuës aux
Grecs. Avancer le contraire, c'est en verité être bien peu au fait de la Chimie an-
cienne & de la moderne.

Le Critique prouve dans beaucoup d'autres rencontres qu'il n'est pas versé dans les
questions de Chimie ; comme lorsqu'il con- *p.* 1832.
fond la production artificielle du fer avec
la production naturelle. Il s'agit de la production artificielle du fer, dans l'article du
Traité de Chimie qu'il censure : on y lit
à l'occasion de cette production. ,, Il n'est
pas encore tems de concevoir l'agréable ''
esperance de la *production artificielle* des ''

métaux. ,, Ces termes ne font pas équivo-
ques, cependant le Critique dit : *notre Au-*
teur auroit pû à l'occafion de ce qu'il rapporte
fur la production de ce metal, dire un mot
de ce qui fe lit la-deffus dans un livre intitulé
les fecrets, &c. enfuite il copie ce livre dè
fecrets , & en rempli trois pages de fa
critique , & il ne s'agit dans ce paffage que
de la production naturélle du fer, qui eft
la même que la production qui fe fait de
l'étain en Angleterre, où après avoir creu-
fé la terre dans les mines d'étain, & après
en avoir tiré ce metal, cette terre remife
dans la foffe donne après plufieurs années
de nouvel étain. Le Critique plaint M.
Malouin de n'avoir pas eu, dit-il, la connoiffance de ce paffage du livre de fecrets,
& il croit que cette connoiffance eft effentielle dans la queftion de la production artificielle du fer. Pour moi je plains le Critique
de ce qu'au préjudice de fon difcernement
il fuccombe à la vanité de faire ici l'étala-
ge d'une érudition fuperfluë.

Enfin le Critique fe fert de tous moyens
pour combattre le Traité de Chimie ; en
voici encore un exemple. Pour faire croire
qu'il y a dans ce traité un endroit copié du
cours de Chimie, il rapporte un paffage
de ce cours de Chimie & un autre du Traité
de Chimie fur la même matiere, & il les
rapporte avec une confiance capable de fé-

duire un Lecteur qui ne feroit point atten-
tif à diftinguer la difference qui peut fe
trouver entre deux paffages qui énoncent
la même verité. Mais ce qui rend le Critique bien blamable, c'eft que pour faire ces
deux paffages reffemblans, il a eu l'adreffe *p.* 1823.
de changer les expreffions de celui qui fe
lit dans le cours de Chimie, & a détaché
celui du traité de Chimie de ce qui le précede, & de ce qui le fuit effentiellement.

Peu content de tout cela; il s'eft encore
fervi ici du même artifice, dont j'ai déja *p.* 1824.
parlé, & qui confifte à donner pour des
conféquences ce que l'Auteur établit comme des principes. *Notre Auteur*, dit-il,
ajoute à cela une raifon qui ne fe trouve point
dans le cours de Chimie. ,, Quand même,
dit-il, les parties d'eau feroient dans un "
continuel mouvement, ce mouvement ne "
feroit en tous fens qu'au-deffous de la li- "
gne horifontale, autrement le niveau n'y "
feroit plus.   "

M. *Malouin* n'ajoute point cette raifon,
c'eft au-contraire une de celles par lefquel-
les, comme par des principes il a commen-
cé cet article.

Dans la premiere édition de cette Lettre que je fis imprimer d'abord dans le *Mer-*
cure, je défendois M. *Malouin* contre la
chicane que lui fait le Critique au fujet du
fer en rouille, mais comme j'apprens que

M. *Malouin* avoüé lui-même que son expression n'est pas exacte, je ne rappelle ici cet article que pour proposer au Critique un exemple de la maniere dont les Auteurs en devroient agir dans les disputes litteraires, s'ils n'étoient animés que de l'esprit de verité & du desir d'être utiles au Public. Il seroit à souhaiter pour le Public, bien plus que pour M. *Malouin*, que le Journaliste Auteur de la Critique fût dans de pareilles dispositions.

Je crois que cela seul suffiroit, Monsieur, pour vous donner une idée de cette critique, cependant je compte vous en entretenir encore dans la premiere lettre que j'aurai l'honneur de vous écrire.

Je suis, Monsieur, &c.

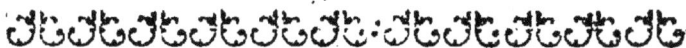

SECONDE LETTRE.

EN vous écrivant, Monsieur, au sujet de la Critique du traité de Chimie de M. *Malouin*, j'ai déja remarqué qu'on y prêtoit souvent à l'Auteur, ou qu'on supprimoit de son ouvrage des mots, des propositions, & quelquefois même des questions entieres; je vous en ai donné dans ma premiere lettre des preuves convaincantes, il n'est pas difficile de vous en

produire encore plufieurs. Par exemple ,
le Critique , pour faire entendre que M.
Malouin ne dit fur l'origine de la Chimie
que ce que divers Auteurs en ont écrit ,
choifit ce que l'Auteur en dit de plus con-
nu , pour le rapporter , après l'avoir détaché abfolument de ce qui précede , & de
ce qui fuit ; & peu content de cela , il fup-
prime encore dans ce qu'il rapporte , des
mots, des phrafes entieres , & il retran-
che ce qui fait la liaifon des propofitions ,
pour ôter tout ce qui rend la chofe propre
& particuliere à l'Auteur du traité de Chimie. *L'Auteur obferve* , dit le Critique , *p.* 1808.
qu'Etienne de Byfance nomme l'Egypte la ter-
re de Vulcain , que Vulcain fe rendit fameux
dans ce pays-là par fon art de travailler les
metaux , qu'on lui eleva un temple dans
Memphis.

Cela eft détaché de ce qui précede , &
de ce qui fuit , & n'eft point ainfi exprimé
dans le Traité de Chimie. L'Auteur après
avoir montré les rapports qu'il y a entre le
Tubalcain de l'Hiftoire facrée & le Vulcain
de l'Hiftoire profane , dit p. 3. ,, Etienne
de Byfance nomme l'Egypte γῆ ἠφαιγία , ``
la terre de Vulcain : ce feroit donc dans ``
ce pays où la Chimie paroitroit avoir ``
pris naiffance , parceque Vulcain s'y eft ``
rendu fameux par fon art de travailler les ``
metaux , ce qui fit qu'on lui bâtit un ``
temple dans Memphis. A vj

L'Auteur joint à cela des notes qui font bien connoître qu'il a puifé dans les fources mêmes, & qu'il ne s'en eft pas rapporté aux Auteurs les plus refpectables, même dans les chofes qu'il dit avec eux.

Le Critique a fupprimé ces deux mots γῆ ἡφαιςία, pour faire entendre que M. *Malouin* ne cite Etienne de Byfance que d'après d'autres Auteurs, & comme fi Etienne de Byfance avoit écrit en françois.

Il a auffi fupprimé cette phrafe : *ce feroit donc dans ce pays où la Chimie paroitroit avoir pris naiſſance.* Cette propofition eft effentielle dans le difcours, & rend utiles & bien placées celles qui la précedent, & celles qui la fuivent.

Le Critique n'a pas moins d'adreffe à prêter des mots à l'Auteur, qu'à en fupprimer, c'eft ce qu'on voit dans le même endroit que nous venons de citer. On lit dans le traité de Chimie qu'un Orphevre fans être Chimifte fçait réduire l'or en chaux. Le Journalifte qui ne peut contefter cela, & qui a lû quelque part que cette opération eft difficile, a fenti qu'il ne pouvoit tirer du ridicule de cet endroit, qu'en faifant dire à l'Auteur ce qu'il ne dit pas, que les moindres Orphevres la favent faire.

L'Auteur prend occafion de parler de Moy-ſe qui pour avoir réduit le veau d'or en pou-

dre, & l'avoir fait boire aux Israélites , a
passé dans l'esprit de quelques Auteurs pour
un Chimiste , surquoi il a soin d'avertir que
le moindre Orphevre, sans savoir la Chimie,
sait réduire l'or en chaux.

Ce sont là les paroles du Critique. Voici p. 1808.
celles de l'Auteur du Traité de Chimie ,
p. 3.

Il ne s'ensuit pourtant pas qu'on doive "
pour cela regarder Vulcain ou Tubalcain "
comme un Philosophe Chimiste , il est "
plus vraisemblable qu'il ait été seule- "
ment un grand Forgeron . On doit por- "
ter un pareil jugement sur ce que pen- "
sent plusieurs , qui croyent que Moyse "
doit être reconnu pour un Chimiste , "
parcequ'il sçut réduire le veau d'or en "
poudre & le faire boire aux Israélites ; "
un Orphevre sans être Chimiste sçait ré- "
duire l'or en chaux & le travailler de dif- "
ferentes manieres. "

On voit aisément que c'est-là vouloir
défigurer un ouvrage , & prêter à l'Auteur
des expressions contraires à ce qu'il pense. C'est aussi de cette façon que le Criti- p. 1843.
que lui fait dire , que le cristal de tartre, ou
crême de tartre cristallisée est moins émétique ; ce qui ne se lit dans aucun endroit
du Traité de Chimie: il paroît bien au contraire que l'Auteur pense qu'elle n'est point
du tout émétique , qu'elle ne l'est jamais

qu'elle ne foit mêlée avec l'antimoine qui donne toute l'éméticité à la préparation dans laquelle elle entre ; d'ailleurs l'Auteur fuppofe partout qu'on n'a point de crême de tartre pure qui ne foit criftallifée ; ainfi on voit par toutes fortes de raifons, que l'Auteur n'a jamais voulu dire que la crême de tartre criftallifée eft moins émétique.

Peut être le Critique a-t'il pris la crême de tartre pour le tartre ftibié. Il faut néceffairement qu'il foit tombé dans cette erreur, ou qu'il ait voulu prêter à l'Auteur un langage qu'il fait qu'il n'a pas tenu.

Ce n'eft pas là la feule querelle que le Journalifte fait à M. *Malouin* au fujet de la crême de tartre : il l'accufe de ne l'avoir jamais faite, parceque le procedé qu'il en donne, n'eft point conforme à la façon de la faire dans les manufactures de Languedoc. Si cette raifon avoit lieu, Mrs. *Stahl*, *Lemeri*, *Charras*, *Glafer*, & les autres Chimiftes pourroient être accufés de ne l'avoir jamais faite, ni même effayé de la faire, dit le Critique, puifqu'ils ne décrivent pas cette opération, comme on la fait en Languedoc.

L'Auteur du traité de Chimie l'a certainement faite felon la methode qu'il en prefcrit dans fon livre ; & même il l'a faite publiquement à Paris de cette maniere, le 5. Janvier de la préfente année ; & quiconque voudra la faire fuivant cette methode, le peut à très-peu de frais pour en faire l'experience.

Le Critique fait encore bien connoître ici qu'il n'eft point du tout au fait des opérations de Chimie, lorfqu'il dit, que *l'opé-* p. 1838. *ration pour faire la crême de tartre, eft une des plus difficiles de la Chimie.* Cette opération que le Journalifte croit être une des plus difficiles de la Chimie, fe fait pour purifier le tartre qui eft le fel effentiel du vin, pour cela on le traite, comme on traite ordinairement tous les fels, lorfqu'ils ne font pas nets, & lorfqu'on veut les avoir en beaux criftaux : on les fait fondre dans de l'eau, on filtre, & on laiffe criftallifer ; voilà à quoi fe réduit cette opération. La crême de tartre ou le criftal de tartre n'eft que le tartre purifié par le filtre.

Ce qui a trompé le Critique, c'eft qu'il a crû que c'eft pour faire la crême de tartre qu'on fe fert de la terre de Merviel dans les manufactures de Languedoc, & cette terre y eft feulement employée pour la blanchir. Il eft d'autant plus honteux pour le Journalifte d'être tombé dans cette erreur, qu'il s'eft autorifé d'une differtation inferée dans les Memoires de l'Academie des fcien- p. 353. ces, année 1725, dans laquelle on lit, *tout ce procedé fe réduit à deux opérations, la premiere eft la formation des pâtes, ou criftaux de tar-*

tre , & la *feconde eft le blanchiffage.* La premiere de ces deux opérations , par laquelle
on fait à Aniane en Languedoc la crême de
tartre , s'accomplit par la diffolution & fil-
tration. La feconde , par laquelle on blanchit ce criftal de tartre , fe fait par le moyen
de la terre de Merviel. Le Critique a con-
fondu l'opération , par laquelle on fait le
criftal de tartre , avec celle par laquelle on
le blanchit.

Lorfque l'Auteur du traité de Chimie a
donné la maniere de faire le criftal de tartre , il n'ignoroit pas que quelques-uns em-
ployent des terres abforbantes pour le blanchir , que d'autres fe fervent de chaux
pour cette opération ; il favoit comment
on le fait dans les manufactures de Languedoc ; il n'ignoroit pas non plus que les
Apotiquaires trouvent mieux leur compte
à acheter la crême de tartre toute faite dans
ces manufactures , qu'à la préparer eux-
mêmes. Mais les Medecins & les Apotiquaires attentifs à l'utilité publique , n'en-
trent point dans ces vuës d'interêt. On peut
affurer que la methode pour faire le criftal
de tartre , qui eft décrite dans le traité de
Chimie , eft la plus fimple & la plus naturelle.

p. 1839.　*Nul Artifte* , dit le Critique , *n'a pû faire
par une telle methode la crême de tartre :* c'eft-
à-dire que M^{rs}. *Glafer* & *Lemeri* qui font

reconnus pour bons Artiſtes, n'ont pû faire la crême de tartre, puiſqu'ils enſeignent pour la faire la même methode que preſcrit M. Malouin, *& il faut*, dit le Critique, *pour la preſcrire, ne l'avoir jamais eſſayée.*

Enfin tout ce qui ſe trouve dans la Critique du Traité de Chimie, eſt de cette nature; je vous ferai part du reſte dans la prochaine lettre que j'aurai l'honneur de vous écrire ſur ce ſujet.

Je ſuis, Monſieur, &c.

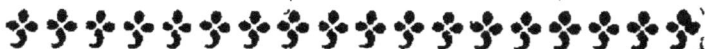

❧❧❧❧❧❧❧❧❧❧❧❧❧❧❧❧

TROISIEME LETTRE.

JE vous ai promis, Monſieur, dans ma derniere lettre, de vous donner dans celle-ci le reſte des preuves du peu de juſteſſe de la Critique qu'on a faite du Traité de Chimie de M. *Malouin*; mais je paſſerois les bornes ordinaires d'une lettre, ſi j'y rapportois tout ce qui reſte à relever dans cette Critique. On y conteſte les verités les plus reconnuës, comme lorſqu'on y reprend les propoſitions ſuivantes. *p.* 1525.

Les parties d'eau ſe touchent par des « ſurfaces d'autant plus petites, que ces parties ſont plus petites elles-mêmes. «

Les corps ont d'autant plus de ſurface, « qu'ils ſont plus diviſés. «

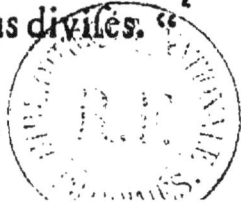

„ Plus les tuyaux capillaires font petits,
„ plus la furface de leurs côtés eft grande
„ en comparaifon de l'eau qu'ils peuvent
„ contenir.

Il fuffit d'expofer ces propofitions pour
refuter la Critique qui les combat.

Il eft furprenant de voir le Journalifte
déclamer contre l'Auteur du traité de Chimie, lorfque les préparations qu'il donne
des remedes, font differends de celle du
Code de la Faculté, *dreffé exprès par elle,*
p. 1850. dit le Critique, *pour fervir de regle aux*
Apotiquaires, & auquel elle veut qu'ils s'af-
fujettiffent abfolument, jufques-là même qu'el-
le a obtenu un Arrêt du Parlement pour les
y obliger.

C'eft à l'occafion de la préparation de
l'extrait de genievre que le Critique fait ce
reproche à M. *Malouin* ; parcequ'il eft
prefcrit dans le traité de Chimie d'écrafer
les bayes de genievre pour en tirer l'extrait ;
& au-contraire dans le Code il n'eft point
parlé de les écrafer.

Ces extraits ont à differens égards des
avantages les uns fur les autres ; mais en
général, celui qui eft tiré des bayes écrafées,
eft beaucoup plus efficace que n'eft celui qui
eft tiré des bayes entieres.

Cette efficacité dépend de deux fubftances qui fe trouvent dans les bayes de genievre. L'une de ces fubftances eft leur fuc qui

contient une espece de sucre, & qu'on peut regarder comme la seve des bayes. L'autre substance est resineuse, elle entoure les pepins ausquels elle est attachée, & elle est enfermée avec ces pepins dans une enveloppe très-fine, qui cependant empêche que ces deux substances ne se mêlent ensemble ; c'est pourquoi si on laisse tremper les bayes de genievre dans de l'eau chaude, sans les avoir écrasées, & qu'on les y fasse boüillir, l'eau n'en tirera que le suc qui est doux, & ne tirera rien de la resine qui est amere, parcequ'elle ne pénétre point les enveloppes de la resine ; & au-contraire en écrasant les bayes, on casse les enveloppes de la partie resineuse qui se dissout par le moyen de l'autre substance même des bayes. On conçoit aisément, & l'experience le confirme, que l'extrait de genievre qui tient de cette partie resineuse des bayes, est bien plus stomachique, febrifuge, vulneraire, &c, que n'est l'extrait doux, quoique plus gracieux au goût.

Je vous ai fait voir dans ma premiere lettre, qu'il n'y a point d'alternative avec le Journaliste, qu'il trouve un Auteur également répréhensible dans des choses opposées. Après avoir fait un crime à M. *Malouin* de s'être écarté du Code de la Faculté, il le blâme aussitôt de s'y trouver conforme pour quelques préparations.

On sçait communément qu'il est certaines
Préparations ou Recettes de remedes, recûës
en Pharmacie, & confirmées bonnes par un
long usage , auxquelles on ne doit point
apporter de changement par envie de mettre du sien , parceque on ne peut les changer sans les rendre moins bonnes. La con-
duite que vient de tenir la Faculté de Me-
decine de Paris , doit certainement servir
sur cela de décision & de regle. Cette sage
Compagnie ayant à donner dans son Code
la préparation du Regule ordinaire d'antimoine , a choisi celle que les Chimistes
donnent pour la meilleure. Le Critique reproche donc mal-à propos à M. *Malouin*
d'avoir aussi donné cette même préparation , & il est aussi injuste de l'accuser de
l'avoir prise du Code de la Faculté , qu'il
le seroit d'accuser la Faculté de l'avoir prise du cours de Chimie de M. *Lemeri* , parcequ'on y lit , p. 224. de la 7e. édition , ce
qui suit.

Prenés seize onces d'antimoine , douze
onces de tartre crud , & six onces de salpetre
raffiné , mettés les en poudre , & les ayant
mêlés exactement , faites rougir un grand
creuset entre les charbons , puis jettés dedans
une cuillerée de votre mélange , & le couvrés
d'une tuile , il se fera une détonation , laquel-
le étant passée , vous continuerez à mettre du-
dit mélange dans le creuset successivement ,

jufqu'à ce que tout y foit entré : faites alors un grand feu autour ; & quand la matiere fera en fufion, verfés-la dans un culot de fer graiffé avec du fuif & chaufé, puis avec des pincettes frappés les côtés dudit culot ; afin de faire précipiter le regule au fond ; lorfqu'il fera froid, vous le féparerés des fcories qui feront deffus avec un coup de marteau.

Voilà le françois de M. *Lemeri*, & pour me fervir des termes du Journalifte, voici le latin de la Faculté, p. 241.

Recipe antimonii crudi libram unam, tartari crudi uncias duodecim, nitri puri uncias fex. Seorfim & tenuiffimè trita, mixtaque in crucibulum candens cochleatim injice, fingulis vicibus detonent cooperto crucibulo. Omni autem detonatione peractâ augeatur ignis, donec fluida fiat materia. Hanc fluentem in conum ferreum calefactum, illitumque febo effunde, concute conum, folidefcet materia, regulum exime a fcoriis feparandum ictu mallei.

C'eft avec auffi peu de juftefse qu'il reproche à M. *Malouin* de donner pour faire l'émétique, la même formule qu'en donne la Faculté. Le Critique eft, je croi, le feul qui défaprouve qu'on s'accorde dans la préparation de ce remede, dont les differences jettent les Medecins dans l'embaras & les malades dans le danger. M. *Malouin* n'a pas prétendu donner une façon de préparer l'émétique, differente de celle des autres; c'eſt ce qu'il déclare expreſſément, lorſqu'il dit, p. 255. „ L'éméti- „ que dont nous venons de décrire la pré- „ paration, eſt très-efficace ; on le prépa- „ re de la même façon à Paris chez tous les „ Apotiquaires. Il paroît même que M. *Malouin* a eu la délicateſſe de ne pas dire qu'il donnoit la préparation de l'émétique , puiſqu'il ſe ſert du terme de *décrire*.

Cette préparation de l'émétique n'appartient pas plus au Code, qu'au traité de Chimie. En effet , cette maniere de faire l'émétique étoit en uſage depuis longtems, & avant que le Code parût. Enfin ce qui décide la choſe tout-à-fait en faveur de M. *Malouin*, c'eſt qu'il a donné ſur ces recetes des remarques qui lui ſont propres.

Le Journaliſte en voulant critiquer ces remarques, eſt tombé dans des fautes conſidérables. Je vous ai mandé dans ma derniere lettre, celle qu'il a faite de confondre le tartre ſtibié criſtalliſé, avec la crême de tartre ; il confond encore ce ſel ſoluble , la crême de tartre ſoluble , ou ſel végétal avec l'émétique ; c'eſt page 1844.

p. 1813. Le Critique fait entrer dans le texte, ce qui n'eſt mis qu'en note, page 10 du traité de Chimie: il prend le commencement de cette note, enſuite la fin, & enfin ce qui eſt au-milieu; & il dit tout de ſuite après avoir parlé de cette note, comme s'il parloit du même texte, contenu dans le même chapitre, que *pour rendre raifon*, &c. il paſſe ainſi de la page 10, à la page 2 2, d'une note au texte, d'un chapitre à un autre, & donne toutes ces choſes differentes pour une ſeule, & même. Il continuë encore tout de ſuite, paſſant de cette page 2 2, à la page 296, du commencement du livre à la fin; *il dit par rapport à la ſolidité*, &c.

Lorſque *M. Malouin* a dit que l'on entend par ſolidité des corps leur diamêtre, il a dit qu'elle eſt leur meſure, ſans prétendre dire là de quelle façon on prend cette meſure, parcequ'il l'avoit dit dans le commencement de ſon livre. Ainſi il n'a point dit, comme le Critique le veut faire entendre, que les corps ſont comme leurs diamêtres, au-contraire lorſqu'il a parlé de leur raiſon, p. 3 5. il a dit qu'elle eſt triplée.

De la p. 296, où ſe trouve l'article de la ſolidité des corps, le Critique revient ſans en avertir le Lecteur, au chapitre des principes, qui eſt p. 20; & delà il repaſſe auſſitôt à la p. 279, & il revient tout de ſuite à la p. 2 5.

Après tous ces écarts, le Critique dit, *p.* 1826, *tandis que nous en ſommes ſur le début de l'ouvrage*, &c. il veut faire entendre par-là que le ſujet de tout ce qu'il vient de critiquer, ne fait que le commencement de l'ouvrage, & au-contraire il avoit déja parcouru tout le livre, & étoit allé juſqu'à la fin, p. 296, pour choisir les endroits qui lui ont paru plus propres à donner du ridicule : & en difant ainsi qu'il n'en est qu'au début de l'ouvrage , il confirme bien ce qu'on voyoit d'ailleurs assez , qu'en mettant après des phrases prises du commencement du livre , d'autres propositions tirées de la fin, il a voulu faire entendre qu'elles se suivent ainsi dans l'ouvrage critiqué.

Vous voyez, Monsieur, ce qu'on doit penser de cette critique. Je suis, Monsieur, &c.

F I N.

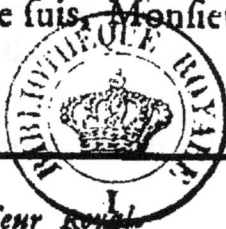

Approbation du Censeur Royal.

J'Ai lû par l'ordre de Monseigneur le Garde des Sceaux un Manuscrit intitulé lettres,&c. & je n'y ai rien trouvé qui en doive empêcher l'impression. Fait à Paris ce 30. Avril 1735.

S I L V A.

Registré sur le Registre IX. de la Chambre royale & sindicale de la Librairie & Imprimerie de Paris, nº. 116. fol. 99. conformément au Reglement de 1713. qui fait défenses art. IV. à toutes personnes de quelque qualité qu'elles soient , autres que les Libraires & Imprimeurs , de vendre , débiter & faire afficher aucuns Livres pour les vendre en leurs noms , soit qu'ils s'en disent les Auteurs ou autrement ; Et à la charge de fournir les Exemplaires prescrits par l'Article III. du même Réglement. A Paris le 23. Mai 1735.

G. MARTIN. *Sindic.*